CONFVTATION DE
L'HYDROSTATICE
OV BALANCE
EN L'EAV.

Auec laquelle ce rtains espritscurieux pensent qu'ils pour-
ront decouurir combien de fin il y a en vne piece d'or
d'alliage, par sa pesanteur en l'air & en l'eau.

Par DOVNOT DE BAR-LE-DVC,
Docteur és droicts, &c.

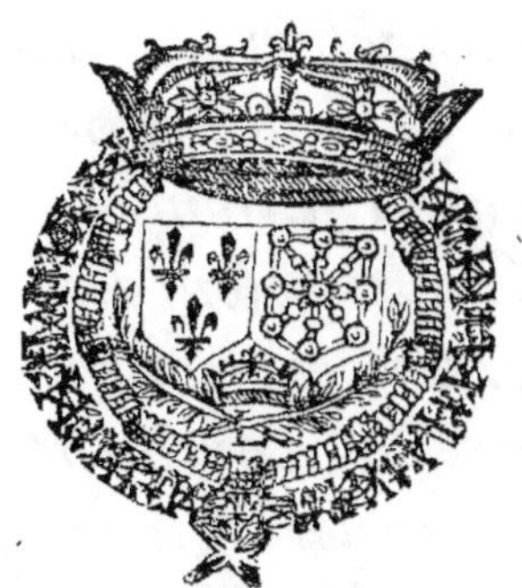

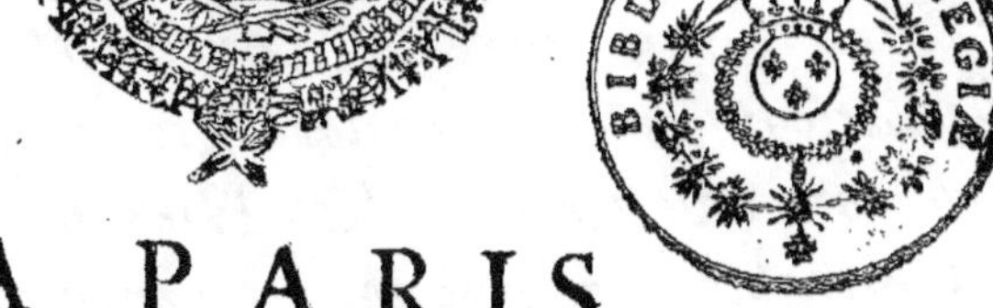

A PARIS.

Chez IEAN LACQVEHAY, au mont S. Hilaire, dans
la Court d'Albret.

M. DC. XV.
Auec Permission.

L'AVTHEVR
AV LECTEVR.

IE ne sçaurois assez admirer ces meditatiõs du rare & du dense, auec lesquelles Archimedes à descouuert quels corps auoïet ou n'auoient point de grauité dans l'eau, auec la raison d'icelles grauiteʒ. Car sçauoir pour quoy vne bien petite pierre descend au fond de l'eau, & vne grosse piece de boys nage au dessus d'icelle: trouuer la charge conuenable à vn chascun nauire, quelle doibt estre la moindre pesanteur de toutes celles qui la peuuent enfoncer, & plusieurs autres choses semblables: ce sont des consequences de telles meditations. Mais ceste inuention raportee par Vitruue au 9. liure de l'Architecture, auec laquelle il descouurit le larcin de l'Orfeure, qui auoit fait la couronne vouee par le Roy Hieron : n'est pas moins admirable, bien que non pas tant vtile. Sur ce fondement, plusieurs beaux esprits ont subtillement descouuert la grandeur ou volume de tous corps qui ont quelque grauité en l'eau, Archimedes luy-mesme leur en ayant tracé les principes au petit traicté, De his quæ vehuntur in aqua : auec vne practique beaucoup plus aisee, que celle qui est rapportee dans Vitruue.

Ces inuentions iusques là, ont procedé geometriquement, c'est à dire exactement. Mais lors que certains esprits curieux ont voulu passer outre, & que d'vne masse d'Alliage de deux differents metaux, ils ont pensé par ceste inuention, pouuoir trouuer cõbien il y auroit d'vn chascun metal simple, c'est icy ou ils ont commencé à paralogiser. Forcadel nous a donné le premier en François, vn petit traicté sur ce subiect, qu'il dit estre vne version d'Archimedes : mais luy-mesme en ses prefaces à opinion que ce soit plutost quelque autre, qui contrefaict Archimedes. Et certes ce seroit faire trop grand tort à ce diuin esprit, de luy attribuer vn ouurage si mal compilé, des demonstrations si brouillees, & des propositions si mal determinees. La 7. proposition de ce petit traicté, en est la consommation. En vn corps mixte de deux, declarer combien il y a d'vn chascun. Ceste proposition est conceuë sans aucune determination generalle, comme elle est, elle est fausse comme nous demonstrerons. Mais si on y adiouste ceste determination. Moyennant que l'on sçache l'espece des metaux alliez, Elle est soustenable. Je ne veux pas asseurer que Forcadel l'ait pensé veritable, generallement : encores qu'il y aye grande apparence, tant en sa demonstration en laquelle il ne specifie rien de particulier, qu'en sa preface, & aux definitions d'vn autre petit traicté, Du leger & du pesant, qu'il attribuë à Euclide, ou il dit, Que les corps sont de mesme genre, lors que estans égaux en grandeur, ils le sont aussi en pesãteur. Et neantmoins nous demonstrerons cy apres, que l'on peut faire deux masses de mesme grandeur ou

volu-

volume, & de mesme poids: l'vne d'or & d'argent, &
l'autre d'or & de cuiure. Pareillement depuis dix ou
douze ans en ça, Marinus Ghetaldus, homme fort
entendu en ces diuines sciences, a mis en lumiere vn
petit traicté qu'il appelle, Promotus Archimedes, à
la fin duquel il traicte le mesme subiect que Forcadel,
faisant sa 18. proposition semblable a la 7. de Forcadel, Portionem metalli, alteri metallo mixtam,
ponderis ratiocinatione discernere. Il n'y adiouste
aucune determination, non plus que Forcadel, si les
especes des metaux alliez sont cognus ou non, il n'est
point sans soupçon de l'auoir entenduë generalement
sans determination non plus que Forcadel, puis que
en son epistre liminaire il parle ainsi: Et facilem mõ-
straboviam, qua vel argentum in auro, vel quod-
uis metallum in quolibet admixtum deprehendi
queat, & alterum ab altero discerni. Ce que ie
maintiens estre impossible, si l'on ne sçait l'espece des
metaux alliez, qu'on ne sçauroit descouurir par leur
grauité, n'y en l'air, ny en l'eau. Toutesfois la repu-
tation de ce sçauant personnage me faict croire, qu'il
ne l'aura pas entendu autrement que auec la determination cy-dessus expliquee, Moyennant que l'espece des metaux alliez soit donnee.

Quant à l'inuention d'Archimedes, ie ne pen-
seray iamais que auec icelle, il ayt voulu descouurir combien il y auoit d'argent en la Couronne (comme rapporte Vitruue, s'il n'eust esté certain premie-
rement, que l'orfeure auoit faict son alliage tout d'argent. A la verité, il pouuoit bien voir que l'or de la

Couronne n'estoit pas pur, & par ceste invention:
Mais il ne pouuoit deuiner si c'estoit cuyure ou argēt
allié auec l'or, Si ce n'est peut estre qu'alors on ne co-
gnust autre alliage de metal auec l'or, que celuy d'argent. Auiourd'huy on y mesle le cuyure bien plus cõ-
modement, la couleur n'en est pas tāt alteree que d'argent, les frais en sont moindres presques au centuple,
& si l'alliage en est aussi bon: mais le cuyure grossit vn
peu le volume. Donc l'orfeure pouuoit faire vne couronne pesant cent talens d'or et de cuyure: & vne autre d'or & d'argent de mesme poids & volume, comme nous enseignerons.

De dire qu'Archimedes sceut bien que tout l'alliage estoit d'argent, il eust donc fallu que l'orfeure se fust
descouuert luy-mesme. C'est pourquoy il faut lire ceste histoire dans Vitruue, auec de la discretion, veu
que Archimedes n'en faict mention en pas vn en-
droit de ses euures.

Sur ces fondemens mal determinez, Marinus
Ghetaldus supposant vne mesme sorte d'alliage à
dressé des tables, par lesquelles il enseigne à discerner
de combien de carats est vne piece d'or non pur, par sa
pesanteur en l'air & en l'eau. Par icelles certains esprits amateurs de choses nouuelles ayans esté amor-
cés: ont pensé auoir trouué la pie au nid, auec vne inuention bien plus certaine, que n'y la pierre de touche,
ny le son, ny le burin: voire mesme s'il plaist à Dieu,
que la coupelle ou l'eau de départ, sans endommager
la piece, soit or monnoyé, ou en ouurage. Il y a quatre
ou cinq ans que vn certain Liegeois, demandāt gros-

se recompense pour enseigner ce secret, s'estant addres-
se à deffunct Monsieur de Beaulieu Secretaire d'E-
stat, il ne fut point escouté. Je croyois que ce Rebut auroit destourné les autres de plus penser à ceste inuention: mais depuis quelque temps en çà, i'ay descouuert
que beaucoup de gens le tenoiët encores pour vn grãd
secret, & pour vne inuention singuliere : qu'ils tien-
nent d'autant plus cachee, qu'ils ont mauuaise opiniõ
du siecle ou nous sommes. Voires mesmes depuis vn
mois ou six sepmaines en çà, m'estant rencontré par
cas d'auenture auec vn Gentil-homme Allemand
que ie ne cognoissois, il me ietta vne petite estincelle de
ceste inuention qu'il disoit sienne, faisant fort le retenu
quant à l'explication d'icelle. Mais ie luy donnay à
cognoistre qu'elle n'estoit point nouuelle, & d'auantage qu'elle n'auoit point de certitude. Il acquiesça biẽ
l'vn, mais il deffendit l'autre auec tant d'opiniastre-
té, criant perpetuellement l'inuention d'Archimedes,
qu'il sembloit que ie fusse fort ignorant de le contre-
dire. Cela me fit penser que plusieurs n'entendãt point
les demonstrations des Mathematiciens, s'arrestent
seulemeut aux resolutions soient bonnes, soient mau-
uaises. Voylà l'occasion (amy Lecteur) pour laquelle i'ay entrepris ceste confutation: affin que d'oresnauant personne ne soit plus trompé, ny à mal entendre,
tant l'inuention d'Archimedes que les liurets de Forcadel, et Ghetaldus.   A Dieu.

DEFINITIONS.

1.

DEux corps sont dicts estre de mesme grãdeur, lors qu'ils contiennent autant de poulces cubes l'vn cõme l'autre.

Nous appellons poulces cubes, toutes petites mesures solides que l'on voudra prendre pour la plus petite, luy baillant ce nom faulte d'en sçauoir quelque autre conuenable.

2.

DEux corps sont dicts estre de mesme volume, lors que pesans égallement, ils sont de mesme grandeur.

Quand nous comparons les volumes de quelques corps, nous suppo-sons tousiours qu'ils soient de mesme poids : ce que nous ne faisõs point en comparant les grandeurs, s'il n'est expressement dict. Et encores que grandeur & volume, soit vne mesme chose, nous les distinguons neant-moins pour euiter la quantité des parolles, qui seroient autrement ne-cessaires pour bien distinguer les choses.

3.

DEux corps sont dits estre de differents volumes, lors que pesans égallement ils sont de differentes grandeurs.

Comme vne liure de plomb, & vne liure de laine, ou bien vne liure d'or & vne liure d'argent. Quelques vns ayment mieux definir ces corps estre de differentes grauitez, lors qu'estans de mesme grandeur, ils pesent iné-gallement. Ainsi ils disent que l'or est plus graue que l'argent, mais tout reuient à vn, nous n'expliquons les termes que pour nous donner à en-tendre.

4.

LE metal du plus petit volume qui entre en l'alliage : est appellé fin.

Comme en vn mixte d'or & d'argent, l'or est le fin : en vn mixte d'argent, & de cuiure, l'argent est le fin.

PROP. I.

PROP. I.

Tout corps de mesme volume que l'eau, n'a point de grauité dans l'eau.

Selon nos deffinitions, vn corps est dict estre de mesme volume que l'eau, lors qu'estans de mesme grandeurs, ils pesent égallement.

Quant à la demonstration, elle est aisee, n'estant qu'vne consequence de la 3. proposition du premier liure d'Archimedes, *De his que vehuntur in aqua*, en laquelle il prouue que le corps solide pesant autant que vne quantité d'eau de mesme grandeur, entre bien dans l'eau, mais qu'il ne descend point en icelle, il s'ensuit donc qu'il n'y a aucune grauité.

PROP. II.

Le poids de tout corps ayant pesanteur en l'eau, est plus grand en l'air que en l'eau, du poids d'vne masse d'eau, de mesme grandeur que le corps.

Soit le corps Solide A B ayant pesanteur en l'eau. Son poids en l'air soient les deux calcules CD. son poids en l'eau soit C. vne masse d'eau de mesme grandeur que la solide A B. soit F: Ie dis que le calcul D, qui est la difference des pesanteurs en l'air & en l'eau du solide A B, est egal en grauité à la masse d'eau. F.

Car, si le solide A B, estoit égal en grauité à la masse d'eau F, il n'auroit point de pesanteur en l'eau par la 1. prop. Mais il est posé graue en l'eau, il est donc plus pesant que la masse d'eau F.

Il faut imaginer le solide A B estre diuisé en deux pesanteurs A & B, & que A pese autant que la masse d'eau F, ce corps solide estant plongé en l'eau, Il n'y descendra pas par la vertu de la grauité A, égalle à la grauité de la masse d'eau F (d'autant que si elle estoit seule, le solide n'auroit point de grauité en l'eau par la 1. prop.) Il descendra donc par la vertu graue de B. Mais le calcul C soustient en l'eau toute la pesanteur du solide A B, lequel en l'eau, ne pese que par la grauité de B. donc la grauité de C, est égaile à la grauité de B. Mais en l'air les deux calcules C, & D, soustiennent le solide A B. Il est donc euident que la grauité D, sera égalle à la grauité A, c'est à dire a la grauité de la masse d'eau, F. ce qui estoit à demonstrer.

C

Ceste demonstration pourroit estre tiree comme vn corollaire de la 7 prop. du premier liure d'Archimedes, *De his quæ vehuntur in aqua* : En laquelle il prouue que, *Solidum humido grauius tanta vi descendit , quantò grauitas solidi superat grauitatem humidi æqualis molis.*

SCHOLIE.

POur practiquer ces pesanteurs en l'eau, faut choisir vn tresbuchet bien iuste, ayant des petits crochets soudez au dessoubs des escuelles, & de mesme pesanteur, à l'vn desquels on attachera vn filet de soye bien delière-doublé en trois, affin que dans iceluy, comme dans vne fonde, on puisse mettre la piece de metal que l'on veut peser en l'eau. Ainsi le tresbuchet estãt suspendu en l'air, & vn verre plain d'eau au dessoubs du fillet : si on met au dedans d'iceluy fillet vne piece d'or pur, du peids de 3. deniers ou 72. grains : elle descendra iusques au fond du verre. Mais en met-tant 72. grains en l'autre escuelle, la piece d'or remontera comme plus legere iusques à la superficie de l'eau. Elle remontera aussi pour 71. grains, 70. grains, 69. grains, & 68. grains, mait non pas pour 67. De-là nous pouuons col-liger.

Que le poids d'or pur en l'air, est à son poids en l'eau, comme 72. a 68.

De l'argent pur, comme 72. a 65.

Du cuiure pur comme 72. a 64.

Ces obseruations ne sont pas autrement exactes , comme estans faictes en trop petits volumes : veu que nous n'auons point de plus petit poids qne le grain. Mais qui les voudroit faire plus exactes, il faudroit prendre des eque-multiplices de 72. & 68. pour l'oi : alors la difference estant plus sensible, elle pourroit estre diminuee de quelque grain. Le mesme se pourroit faire de l'argët & du cuyure. Toutesfois elles ne sont pas beaucoup esloignees des obseruations de Ghetaldus , C'est assauoir que

L'or pesant en l'air 19. pese en l'eau 18.

L'argent pesant en l'air 31. pese en l'eau 28.

Le cuiure pesant en l'air 9. pese en l'eau 8.

Donc selon nos obseruations toutes grossieres qu'elles sont, la difference de 3. deniers d'or pur en l'air & en l'eau est 4. grains. De l'argent 7. grains ; Du cuiure 8. grains, Ces differences sont les poids de trois masses d'eau de mesme grandeur, que les 3. deniers d'or, d'argent, & de cuyure, par ce que nous a-uons demonstré en ceste proposition. Or les differences de grauité de trois portions d'vn mesme corps, sont aussi les differences de leurs grandeurs. Nous auons donc (grossierement toutesfois) les differences des volumnes d'or, d'ar-

gent, & de cuyure de mesme grauité, sçauoir 4, 7, 8, C'est à dire, que si vne liure d'or, contient 4. poulces cubes, vne liure d'argent en contiendra 7. & vne liure de cuyure en contiendra 8. Ce qui pourra seruir cy-apres.

PROP. III.

DEvx masses de mesme poids & grandeur, pesent égallement dans l'eau.

Soient deux masses A & B de mesmes poids & grandeur, (il faut tousiours entendre qu'elles soient de ces corps qui ont grauité dans l'eau) ie dis qu'elles pesent égallement dans l'eau.

Car puis qu'elles sont de mesme poids, elles pesent en l'air égallement. Mais par la precedente proposition elles doibuent plus peser en l'air que en l'eau, de la pesanteur d'vne masse d'eau de mesme grandeur que chacune d'icelles. Estans donc de mesme grandeur, la difference de leur grauité en l'air, à leur grauité en l'eau, sera vne mesme, tant à l'vne que à l'autre des masses: Partant leurs grauitez en l'air estans égalles, elles le seront aussi en l'eau. Ce qu'il falloit demonstrer.

PROP, IV.

DEux metaux estans donnez auec la raison de leurs differens volumes: on peut faire vn alliage du poids & grandeur demandee. Mais il faut qu'elle soit plus grande que la grandeur du plus petit du poids demandé, & plus petite que la grandeur du plus grand du poids demandé.

Les Arithmeticiens, comme *Tartaglia, Forcadel* & autres, ont demonstré en la regle d'Alligation ceste Analogie.

Comme la difference de grandeur des extremes du poids demandé,

A la difference de grandeur, du plus grand au milieu.

Ainsi le poids demandé.

A la partie du poids du plus petit qui doit entrer en l'alliage.

Nous expliquerons seullement ceste Analogie par quelque exemple.

Soient deux metaux de differents volumes, A & B, & que la raison de leurs volumes soit comme 4. a 7. C'est à dire que vne liure de A estant 4. poulces cubes, vne liure de B soit 7. poulces cubes : Il faut faire vne masse d'alliage du poids de 6. liures, & de 30. poulces cubes en grandeur. Ce qui est possible, d'autant que 6. liures de A font 24. poulces cubes, & 6. liu. de B, font 42. poulces cubes, & la grandeur demandee 30. poulces cubes : est entre les deux.

La difference de 6. liures de A qui font 24. poulces, a 6 liures de B qui font 42. poulces : est 18. poulces : la difference du milieu 30. poulces, au plus grand 42. poulces, est 12. poulces : Et par la reigle de 3. on trouuera 4. liures du plus petit extreme A qui feront 16. poulces cubes. Partant il faudra 2 liures du plus grand B, qui feront 14. poulces. Le tout ensemble pesera 6. liures, & feront 30. poulces cubes : ce qu'il falloit faire.

PROP. V.

TRois metaux de differens volumes estans donnez auec la raison d'iceux volumes : Il est possible, du plus petit volume & d'vn chascun des deux autres, faire deux masses de mesme poids, & mesme grandeur.

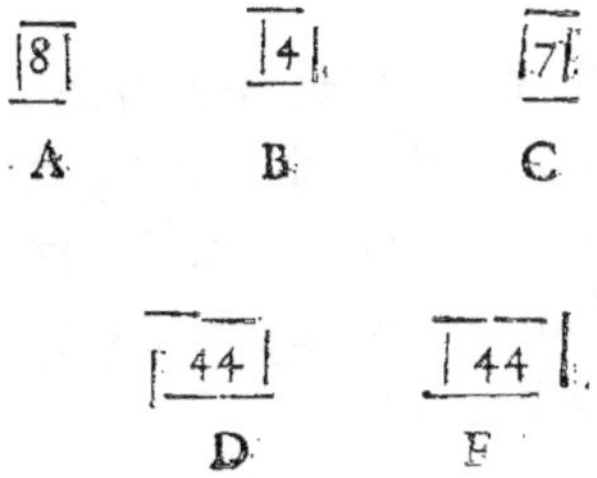

Soient donnez trois metaux, A, B, C, & que vne liure de A soit en volume à vne liure de B, comme 8 a 4, & vne liure de B soit a vne liure de C, comme 4. a 7. qui sont les raisons que nous auons trouué entre l'or, l'argent, & le cuyure. Ie dis que l'on peut faire deux masses de mesme poids & volume : l'vne des metaux A & B, & l'autre des metaux B & C.

$$\boxed{8}\ A \qquad \boxed{4}\ B \qquad \boxed{7}\ C$$

$$\boxed{44}\ D \qquad \boxed{44}\ E$$

Qu'il ne soit ainsi : Puis que vne liure de B est à vne liure de A comme 4. a 8. Il est euident que si vne liure de A contient 8 petites mesures solides, que nous appellerons poulces cubes, faulte de sçauoir autre nom qui luy conuiene, aussi vne liure de B contiendra 4. mesures des mesmes. Soit donc faicte la masse D. pesant 10. liures, sçauoir 9. liures du plus petit volume B, & vne liure du plus grand A : icelle masse D sera de 44. poulces cubes en grandeur.

Et par la precedente proposition, soit faicte la masse F de B & C, pesant aussi 10. liures, & de 44 poulces cubes en grandeur, ce qui est possible d'au-

... 8 sont 40. poulces, & 10. liures de C en sont 70, & 44.
... es deux on trouuera par ceste precedente proposition qu'il faur
prēdre 8 liures & ⅔ de B, & vne liure & ⅓ de C, pour faire 10 liures, & 44. poulces cubes. Ce qui estoit à demonstrer.

SCHOLIE.

QVE si l'on vouloit que l'vne des masses fust d'or a 23 carats, car elles ne le peuuent estre toutes deux comme on verra en la proposition suyuante, il faudra prendre 23 liures d'or pur, & vne liure d'argent, qui feront vne masse de 99, poulces cubes, du poids de 24 liures, selon les raisons cy-dessus. Et par la 4. proposition pour faire l'autre masse. Il faudra 23. ¼ de liure d'or, & ¾ de liure de cuyure qui feront ausi vne masse de 99. pouces cubes pesans 24. liures.

Maintenant, pour auoir vne des masses d'or à 22. carats : faudra prendre 22. liures d'or pur, & deux liures d'argent: La masse sera de 102. poulces cubes, pesant 24. liures. Et pour l'autre ou prendra 22. ½ liures d'or pur, & vne liure & demye de cuiure, qui feront ausi vne masse de 102. poulces cubes pesant 24. liures. Et ainsi des autres.

PROP. VI.

SI de trois metaux differends en volume on compose deux masses du plus petit volume & d'vn chascun des deux autres, & que icelles masses soient de mesme poids & grandeur: elles ne contiendront pas autant de fin, l'vne comme l'autre.

Soient les trois metaux de differens volumes, A,B,C,& les deux masses D & F faictes d'iceux de mesme poids & grandeur : sçauoir D, du plus grand A & plus petit B, & F des deux autres, B, & C: Ie dis qu'il n'y a pas autant de fin en D, que en F.

A   B   C
D   F

A ultrement, qu'il y en ayt autant s'il est possible. Donc le fin qui est en D, pesera autant & sera de mesme grandeur que le fin qui est en F. Et d'autāt

D

que ſi les maſſes D & F ſont de meſme poids & grandeur, Il s'enſuiura que les peſtes ſeront de meſmes poids & grandeurs ce qui eſt abſurde: Car ce qui reſte en D, eſt du metal A, & ce qui reſte en F, eſt du metal C: leſquels reſtes eſtans de meſme poids, ils ne ſçauroient eſtre de meſme grandeur, eſtans les metaux differens en volumes. Il n'y a donc pas autant de fin en l'vne comme en l'autre maſſe. Ce qui eſtoit à prouuer,

PROP. VII.

D'Vn eſcu de bas or on ne peut trouuer la valleur, ſi l'on ne ſçait combien il y a de fin.

Ceſte propoſition eſt facile. Elle doit eſtre auſſi entenduë de toute piece d'alliage, comme argent, billon, &c.

PROP. VIII.

AVec l'hydroſtatice ou balance en l'eau, on ne ſçauroit trouuer le fin d'vne piece d'or d'alliage, ſi l'on ne ſçait l'eſpece des metaux alliez.

Ceſte demonſtration eſt fort aiſee par les choſes qui ont eſté demonſtrees cy-deſſus, il ſuffira donc de l'expliquer par quelques exemples.

Suppoſons que le tiltre ou pied des eſcus au Soleil doibue eſtre de 23 $\frac{1}{4}$ de carat de fin : ſi l'on faict vne maſſe d'or & de cuyure à $\frac{23}{4}$ de carat, par la Scholie de la 6. prop. on pourra faire vne autre maſſe d'or & d'argent, de meſme poids & grandeur, qui ne ſera que a 23. carats. Et pour autant que par la 3. propoſition elles peſeront en l'eau autãt l'vne comme l'autre, il s'enſuit que par leur grauité en l'air & en l'eau, on les trouuera de meſme bonté. Ainſi l'eſcu d'or a 23. carats, ſera auſſi fin comme a 23. & $\frac{1}{4}$ de carats, ce qui eſt abſurde.

Pareillement, ſuppoſons que les Orfebures n'oſent trauailler en or moindre de 22, $\frac{1}{2}$ carats : Et qu'on face vne maſſe d'or & de cuiure à 22. carats, & $\frac{1}{2}$. Auſſi par la meſme ſcholie on fera vne maſſe d'or & d'argent de meſ poids & grandeur, qui ne ſera que a 22, carats. Et par la 3. prop. elles peſeront en l'eau autant l'vne comme l'autre, & par leur grauité en l'air & en l'eau, on les iugera de meſme bonté: ce qui eſt abſurde, d'autant que par ce moyen les orfebures feroient paſſer aiſément de l'or à 22. carats, pour 22 $\frac{1}{2}$.

Et ne ſert de rien d'alleguer la couleur qui eſt alteree par l'alliage d'argent, puis que les Orfeures ſçauent hauſſer ceſte couleur cõme il leur plaiſt: ioinct qu'elle n'altere pas beaucoup en vne ſi petite quantité.

PROP. IX.

QVe les calculs iuſtifiez dans vne eau, ne ſeront pas
iuſtes en toute ſorte d'eau.

Toutes les eaux ne ſont pas de meſme grauité: Et vne pinte d'eau ſallee
peſe plus qu'vne pinte d'eau de fontaine : celle-cy plus qu'vne pinte d'eau de
pluye, & l'eau de pluye encores d'auantage que l'eau diſtillee. Donc toutes
ces ſortes d'eaux ſeront de differents volumes. par la deff. des differents volumes, & par la 2.prop. les differences des peſanteurs des metaux en l'air &
en l'eau, ne ſeront pas les meſmes en eau ſallee, comme en eau diſtillee. Ce
qui eſtoit à demonſtrer.

AV LECTEVR.

A My Lecteur, il y à plus de trois moys que ce petit
ouurage estoit prest d'estre mis soubs la presse, toutesfois i'ay voulu temporiser en publiant mon intention,
pour voir si quelqu'vn auroit point vn mesme dessein: car
il y a certains ignorans en ce siecle, lesquels n'estans ca-
pables de rien faire deux mesme, se vantent neautmoins
de tout faire. Que si on met en lumiere quelque chose, ils
maintiennent qu'ils ont trauaillé sur le mesme subject,
mais qu'ils ont esté preuenus. I'ay esté bien marry de les
preuenir en la confutation des longitudes de Castelfrác,
mais i'espere que d'oresnauant ie ne surprendray plus
personne, ains i'aduertiray auparauant, & à son de trom-
pe. Et ne pense pas (amy Lecteur) que ie mette au nóbre
de ceux-cy cest ignorant plagiaire, qui ne pouuant ou-
blier son mestier de clerc, ne sçait rien faire autre chose
que coppier les œuures d'autruy, & reprendre ce qu'il
n'entend point. Il pensoit que ie le deusse honnorer d'vn
combat (car il prendroit plaisir, dit-il, d'estre vaincu par
quelque Docte) mais qu'il sache que ie ne fais la guerre
que aux Tygres & aux Ours, & non aux pulces & punai-
ses. Que si telles bestiolles me molestét, ie me contente
de les repoulser, & non de les poursuiure, craignant d'e-
stre contaminé de leur sang.   A Dieu.